AF401170

NOTICE

SUR

LES FLUEURS BLANCHES.

S'il est quelques femmes qui
conservent de l'embonpoint et
de la fraîcheur, combien en est-il
au contraire qui, par suite des
flueurs blanches, voient disparaître le coloris, l'éclat et les contours de la jeunesse !...

Seconde Édition.

CONSULTATIONS MÉDICALES
GRATUITES,
par un docteur de la Faculté de Paris.

PHARMACIE COQUENARD,
RUE NEUVE-COQUENARD, N. 1,
FAUBOURG MONTMARTRE,
ANCIENNE MAISON BIENAIMÉ.

PARIS. — 1837.

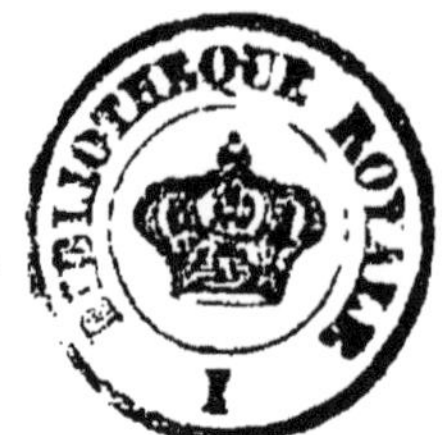

NOTICE

SUR

LES FLUEURS BLANCHES.

INTRODUCTION.

Parmi toutes les maladies qui affligent la plus belle moitié de l'espèce humaine, il n'en est peut-être pas de plus commune, de plus pénible, et même de plus grave si elle est négligée, que celle dont va nous occuper cette notice.

Placé depuis un grand nombre d'années à la tête d'un établissement considérable, où chaque jour se présentent à notre observation des femmes atteintes de leucorrhée ou flueurs blanches, il nous a été possible de faire une étude approfondie de la nature de cette déplorable affection, et des causes qui la produisent ou l'entretiennent.

Cette étude nous a conduit à la découverte d'un traitement dont l'expérience a déjà démontré l'efficacité. Les divers moyens proposés jusqu'ici, et dont la plupart n'ont eu d'autre fondement que la prévention ou le plus aveugle empirisme, ont en général si mal répondu à l'attente des praticiens et des malades que nous croyons rendre service en donnant toute la publicité possible à notre mode de traitement; mais avant d'entrer dans aucun détail sur ses avantages nous commencerons par esquisser l'histoire de la maladie qu'il est destiné à combattre.

DESCRIPTION

DES FLUEURS BLANCHES.

Définition. On donne en général le nom de leucorrhée, de flueurs blanches ou pertes blanches, à un écoulement plus ou moins abondant, plus ou moins épais et de couleur variable; mais le plus communément blanchâtre, qui a lieu par les parties sexuelles de la femme.

CAUSES

PRÉDISPOSANTES ET DÉTERMINANTES.

Çette maladie n'épargne aucun âge. Depuis la plus tendre jeunesse jusqu'à l'extrême vieillesse la femme peut en être atteinte. Néanmoins elle y est plus exposée à dater de la première menstruation. Aucun des états physiologiques ne l'en exempte : vierges, épouses, veuves, fécondes, stériles, enceintes, mères, toutes y sont sujettes. Quoique aucun tempérament, aucune constitution ne mette à l'abri des flueurs blanches, cependant les femmes grasses et lymphatiques, celles dont la peau offre une blancheur et un éclat qui séduisent et charment les yeux, mais dont les fibres sont molles, délicates et sans ressort ; celles dont les humeurs ont contracté une âcreté ou une fluidité contre nature, y sont bien plus disposées que celles qui ont reçu en partage une constitution robuste et pléthorique, des chairs fermes et élastiques, des fluides doux et d'une consistance convenable. Mais les conditions favorables que nous signalons ici sont souvent contrebalancées et détruites pas l'action successive ou simultanée des causes déterminantes de la leucorrhée.

Or ces causes sont nombreuses et variées. Ainsi les climats chauds et humides, les saisons où dominent les mêmes qualités physiques, les pays marécageux et où se dégagent continuellement des miasmes, des matières végétales ou animales en putréfaction, les habitations basses, humides et nouvellement construites, peuvent occasionner des flueurs blanches. Des vêtements trop légers, des chaussures insuffisantes pour préserver les pieds du froid et de l'humidité, la mode pernicieuse de découvrir certaines parties du corps, le passage subit d'une température à une autre, surtout lorsque le froid humide succède à la chaleur; une vie inactive et sédentaire, le séjour trop prolongé dans des endroits où l'air n'est pas renouvelé, et se trouve vicié par la présence d'un grand nombre de personnes, influent puissamment sur leur production. Elles sont quelquefois déterminées pas les chaufferettes ; l'usage trop fréquent des bains tièdes, des lavements, des lotions relâchantes ; on les voit survenir fréquemment chez les femmes qui ont éprouvé des grossesses réitérées, des fausses couches et des accouchements laborieux. Les excès dans les plaisirs de l'amour sont malheureusement des causes trop communes de la leucorrhée. Tout ce qui peut affaiblir l'estomac et la force digestive de ce viscère; d'une part l'usage de certains aliments tels que le lait et le café au lait, le thé, les fruits verts pris en grande quantité, la bière nouvelle; et d'autre part les affections morales profondes, surtout la tristesse, la mélancolie et la nostalgie, excitent assez souvent et quelquefois instantanément l'incommodité dont nous nous occupons.

Nous avons déjà parlé des causes qui agissent en supprimant et en répercutant la transpiration sensible ou insensible, il arrive encore que la répercussion de certaines affections cutanées donne naissance à la leucorrhée; c'est ainsi qu'il n'est pas rare de la voir survenir à la suite de l'usage de cosmétiques employés dans l'intention de faire disparaître des boutons, des taches, des rougeurs que l'on regarde trop souvent comme des affections purement locales. Le déplacement de douleurs rhumatismales ou goutteuses, la suppression du lait chez les nourrices, d'hémorrhoïdes habituelles, d'une diarrhée ancienne, d'un vieil ulcère peuvent encore être rangés parmi les causes qui donnent naissance aux écoulements leucorrhéiques. Enfin les flueurs blanches ne sont quelquefois que le symptôme d'altération ou de vices organiques qui attaquent les diverses parties de l'appareil reproducteur, (ce dont le médecin ne doit jamais négliger de s'assurer par le toucher.) Si nous jetons un coup d'œil sur les ca ses multipliées dont nous venons de faire l'énumération, nous verrons que les unes agissent en portant une irritation plus ou moins vive sur la membrane muqueuse des organes génitaux et y développent tous les symptômes qui caractérisent l'inflammation de ces parties; les autres au contraire, et c'est le plus grand nombre, paraissent avoir pour résultat de débiliter, de relâcher cette membrane et les cryptes muqueux qui e trent dans sa composition. D'ailleurs il est important de remarquer que les phénomènes d'irritation ne sont que momentanés, et que le second état, celui de l'atonie, succède assez rapidement à la réaction inflammatoire. Cela explique le succès de notre méthode dans toutes les leucorrhées qui de l'état aigu commencent à passer à l'état chronique; au reste nous reviendrons plus tard sur cet objet.

SYMPTOMES.

D'après ce que nous venons de dire nous devons distinguer deux périodes dans la leucorrhée; l'une aiguë ou inflammatoire, l'autre chronique ou lente. Dans la leucorrhée aiguë une démangeaison, une chaleur, une douleur plus ou moins vive annoncent le début de la maladie; bientôt on voit paraître l'écoulement d'un liquide d'abord clair, limpide et peu abondant, mais qui prend peu à peu consistance et coloration. Quoique la matière qui coule des parties sexuelles ait le plus souvent une couleur blanchâtre, elle contracte quelquefois une teinte jaune ou tirant sur le vert, sans qu'on puisse en tirer une induction relative à la nature de la maladie; seulement cette dernière coloration paraît être assez souvent en rapport avec l'intensité de l'irritation. Dans le commencement de l'irritation et à son plus haut degré, la membrane muqueuse vaginale devient le siége d'un gonflement plus ou moins considérable, qui diminue et cesse progressivement. La malade éprouve des envies fréquentes d'uriner et d'aller à la garde-robe; des élancements se font sentir aux parties sexuelles, aux aines, à la partie supérieure des cuisses et dans les reins. Assez souvent il se manifeste un mouvement fébrile caractérisé par des alternatives de frisson et de chaleur; un malaise général, des lassitudes dans les membres, etc.; mais au bout de quelques jours ces symptômes d'irritation et de réaction s'apaisent, l'écoulement sans être d'abord diminué perd de son âcreté, prend une couleur plus blanche, devient plus épais, ensuite il se tarit peu à peu, et ne cesse souvent tout à fait qu'après avoir subi une ou plusieurs récidives irrégulières.

La leucorrhée chronique tantôt n'est que le résultat ou la conséquence de la leucorrhée aiguë, tantôt elle est primitive, c'est à dire qu'elle s'établit sans être précédée des accidents d'irritation que nous avons signalés tout à l'heure; c'est sous cette forme qu'on l'observe le plus communément, c'est sous cette forme qu'elle mine et détruit la santé de tant de femmes. Dans les flueurs blanches, à l'état chronique, la membrane qui les fournit a presque repris son état naturel, et cependant elle est fréquemment plus pâle et comme macérée. La femme au lieu d'une douleur aiguë n'éprouve plus qu'une pesanteur dans le bas-ventre; mais le plus souvent des tiraillements et des élancements dans les aines, les cuisses et les reins. L'écoulement ordinairement abondant éprouve des variations fréquentes; il en est de même de la couleur et de la consistance. Le plus souvent blanchâtre, la matière encore épaisse des flueurs blanches contracte moins fréquemment la teinte safranée et verdâtre que nous lui avons vu prendre par suite de l'état aigu; cas ou à certaines époques elle acquiert une fluidité si remarquable et devient tellement copieuse qu'elle mouille sans presque tacher une grande quantité de linge.

Il n'est pas possible que cette évacuation contre nature dure un certain temps sans avoir une influence plus ou moins fâcheuse, non seulement sur l'organe qui en est le siége, mais encore sur le reste de l'économie animale. En effet s'il est quelques femmes qui conservent de l'embonpoint, de la fraîcheur, avec un exercice régulier des fonctions, grâce au tempérament et à la constitution robustes dont elles jouissent, combien en est-il au contraire qui, lorsque l'écoulement est abondant et dure depuis un long temps, voient disparaître plus ou moins promptement le coloris, l'éclat et les contours arrondis de la jeunesse. Chez ces femmes le visage devient pâle, jaune et terreux, les yeux se cavent et perdent de leur vivacité, un certain air de langueur et de tristesse se répand sur tous les traits; plusieurs voient se développer des douleurs nerveuses ou des mouvements spasmodiques dans diverses parties du corps, des resserrements de poitrine, des oppressions, des palpitations de cœur, une toux sèche avec une douleur au sternum, etc. Le cerveau et surtout l'estomac sont les principaux viscères qui ressentent les effets sympathiques de la leucorrhée. Parmi les femmes sujettes à cette incommodité il n'en est presque pas une qui n'éprouve des douleurs, des tiraillements d'estomac et des maux de tête plus ou moins violents.

Des bizarreries dans l'appétit, des renvois

fréquents, des aigreurs, quelquefois des nausées et des vomissements viennent confirmer le dérangement des fonctions vitales et spécialement de l'organe principal de la digestion. Aussi la nutrition, qui devient réellement difficile et pénible, ne tarde pas s'en ressentir visiblement. La malade perd son embonpoint et ses forces, une nonchalance extraordinaire lui fait désirer le repos et lui donne même une aversion insurmontable pour toute espèce d'exercice et de mouvement. Mais cet abattement ne se borne pas au physique, il se communique bientôt au moral. Voyez cette femme qui par sa gaieté, son enjouement, son aimable vivacité faisait le charme et le bonheur de tous ceux qui l'entourent, elle tombe par l'effet de la triste incommodité dont nous parlons dans une langueur, une apathie, une mélancolie dont rien ne peut la tirer; elle fuit la société, et les délassements qu'elle procure, les plaisirs de l'amour lui deviennent à charge; et cet éloignement ne semble-t-il pas être un avertissant secret de la nature, puisque très ordinairement les femmes atteintes de la leucorrhée perdent la faculté d'engendrer ou de viennent très exposées à faire des fausses couches, ou ne procréent que des enfants délicats, faibles et cacochymes. On en voit qui acquièrent une susceptibilité extrême, que la moindre contrariété tourmente, agace et irrite. Enfin, lorsque la maladie a duré long-temps et est parvenue à son dernier degré, il peut en résulter des désordres, des désorganisations dans plusieurs viscères et particulièrement dans les parties qui ont été le siége de l'écoulement. Alors des accidents graves et variés suivant l'organe affecté se manifestent, une fièvre lente s'établit et consume les malades, qui ne tardent pas à périr dans le marasme. Avouons cependant que cette funeste terminaison des flueurs blanches est bien plus souvent le résultat des maladies organiques occasionnées par la leucorrhée que de la leucorrhée elle-même.

Ce serait ici le lieu de dire à quels signes caractéristiques les simples flueurs blanches, ou la véritable leucorrhée peuvent se distinguer des écoulements virulents, ou qui reconnaissent pour cause une infection vénérienne, primitive ou consécutive. Mais comme de l'aveu de tous les médecins cette distinction est très difficile ou impossible à faire, et qu'elle nous paraît quant au traitement tout à fait indifférente, nous ne nous arrêterons pas à discuter la valeur de chacun des signes qui peuvent servir à établir ce diagnostic: nous bornant à recommander en ce cas l'usagé de notre mode de médication.

DURÉE ET PRONOSTIC.

La durée des flueurs blanches est illimitée: chez les femmes jeunes, d'un bon tempérament et dont la constitution n'est pas détériorée par des chagrins ou des maladies, on peut concevoir l'espérance d'une guérison prompte et facile; il n'en est pas de même à l'égard de celles qui se trouvent dans des circonstances contraires. C'est surtout lorsque les flueurs blanches s'établissent après la cessation des règles qu'elles sont rebelles à tous les traitements ordinaires, et souvent alors elles accompagnent la femme jusqu'à la fin de sa carrière. La leucorrhée qui ne se montre que peu de jours, avant ou après les règles, mérite à peine l'attention du praticien, on voit disparaître facilement et presque sans le secours de la médecine celle qui est produite par une cause accidentelle, ou une irritation momentanée. Les flueurs blanches dont le principe dartreux est l'origine sont difficiles à déraciner; celles qui doivent leur naissance à quelque altération organique locale plus ou moins éloignée ne cessent ordinairement qu'après avoir remédié à ces affections primitives.

SIÉGE ET NATURE
DE LA LEUCORRHÉE.

Nous pourrions passer ici en revue les diverses opinions qui ont été émises sur le siége de cette maladie, la nature de l'écoulement qui la constitue, et faire justice des vieilles théories humorales émises à ce sujet. Nous nous bornerons à dire que les recherches anatomiques ont démontré que la leucorrhée réside dans une membrane muqueuse qui recouvre les parties sexuelles, et que la matière de l'écoulement est fournie par les extrémités capillaires des vaisseaux exhalants, et par les petites glandes qui entrent dans la composition de cette membrane.

TRAITEMENT.

Maintenant que nous avons donné une idée des causes qui peuvent provoquer la leucorrhée, des symptômes qui la caractérisent, des suites plus ou moins graves qu'elle peut entraîner, du siége et de la nature que lui reconnaissent les médecins modernes, il nous reste à nous occuper de la partie la plus importante de l'histoire de cette affection. N'est-ce pas en effet vers la guérison que doivent tendre tous les efforts de ceux qui consacrent leurs veilles et leurs travaux à l'étude des maladies qui affligent l'espèce humaine. Or pour arriver à ce but désiré, il est essentiel que nous rappellions la division que nous avons faite de la leucorrhée en aiguë et chronique, parceque l'état des parties affectées varie dans ces deux temps de la maladie, et que par conséquent les moyens médicaux doivent différer aussi. Or dans la leucorrhée aiguë il y a irritation, inflammation, gonflement, éréthisme, chaleur, cuisson, douleur plus ou moins vive, et quelquefois réaction fébrile; il est évident que de pareils symptômes ne peuvent être

apaisés que par des émollients, des adou-
cissants, des rafraîchissants, des boissons,
des lavements, des injections, par les bains
tièdes, par la diète et quelquefois par la
saignée ou des applications de sangsues, si
l'inflammation est violente, si la femme est
jeune, pléthorique, ou habituée à des éva-
cuations de sang. Mais nous ne nous occu-
perons pas plus longuement de la leucorrhée
aiguë, puisque, comme nous l'avons déjà
fait pressentir, elle n'est pas l'objet principal de cette notice. Lorsqu'au contraire les
flueurs blanches se sont établies lentement
ou ont succédé à l'état aigu, les parties
qui en sont le siége ne se trouvent plus dans
les mêmes conditions pathologiques. Aux
phénomènes d'exaltation vitale succèdent,
à degrés variés, les signes de la faiblesse, de
l'atonie, non seulement dans la partie
malade, mais encore dans toute l'économie
animale. Les vaisseaux capillaires et les
glandes muqueuses laissent suinter par leurs
orifices relâchés un écoulement souvent
sans consistance, la perte de l'appétit, les
troubles de la digestion, les lassitudes, la
décoloration de la peau, le défaut de concep-

tion ou la facilité de l'avortement, tout enfin ne dénote-t-il pas la débilité, et le traitement ne vient-il pas d'ailleurs confirmer cette théorie?

C'est guidé par ces idées exactes sur la nature des flueurs blanches que nous sommes arrivés à l'emploi d'un traitement tout spécial, que nous recommandons avec confiance aux femmes tourmentées de cette maladie. Après avoir parlé ainsi, irons-nous passer en revue les divers traitements conseillés et vantés tour à tour contre la leucorrhée? nous nous croyons dispensés de ce travail fastidieux par le juste oubli dans lequel ils sont tombés.

D'après la théorie que nous avons développée dans le cours de cet essai, on doit bien s'attendre que notre traitement est destiné à fortifier tout l'organisme, et spécialement les parties qui fournissent la matière de l'écoulement. Tel est en effet le but que nous nous sommes proposé, et que nous avons atteint de manière à surpasser les espérances que nous avions conçues. Notre traitement consiste dans l'emploi de plusieurs toniques, qui, en vertu d'une action

spéciale, élective, sur les organes génitaux,
ont la propriété de tarir peu à peu et non
pas subitement les écoulements leucorrhéiques, en relevant les forces languissantes
des vaisseaux et des glandes, qui les épan-
chaient à la surface de la membrane muqueuse. Mais comme ces toniques, ingérés
d'abord dans l'estomac, doivent ensuite
parcourir tout le torrent circulatoire avant
de parvenir au siége du mal, il est évident
qu'ils ont aussi l'avantage de ranimer le ton
de tous les organes et de rendre aux fonctions débilitées leur énergie et leur intégrité
primitives. Aussi, après un certain temps de
l'usage de nos remèdes, les flueurs blanches
d'abord diminuées disparaissent bientôt
tout à fait, la digestion plus facile et plus
parfaite fournit à toute la machine un
chyle de meilleure nature, et sous l'influence
de ce liquide réparateur on ne tarde pas à
voir renaître la fraîcheur du teint, les forces
musculaires, la gaieté et un bien-être intérieur
qui annonce d'une manière certaine le
retour de la santé.

Quelques personnes objecteront peut-être
que ce traitement, supprimant les flueurs

blanches pourrait donner naissance à quelque autre accident, cette crainte est sans fondement puisque notre composition n'est pas astringente ou répercussive, qu'elle n'agit pas localement et à la surface de la membrane muqueuse : elle pénètre au contraire dans toute l'étendue des vaisseaux extérieurs, attaque le mal dans sa source, et ne peut en conséquence être la cause d'aucun accident. Au reste il est aussi important de faire observer ici que le genre de préparation que nous avons imaginé de faire subir aux substances qui entrent dans le mode de traitement que nous faisons suivre, les empêche de produire aucune espèce d'irritation ou d'échauffement, et que son usage peut être prolongé avec la plus parfaite sécurité ; cela est tellement vrai qu'en continuant un temps suffisant notre remède, on doit le regarder comme un des meilleurs préservatifs contre les récidives de la leucorrhée.

Néanmoins la juste confiance que nous avons dans le traitement tout spécial que nous prescrivons ne nous empêchera pas de conseiller à nos malades d'éviter autant que possible les causes que nous avons indiquées plus haut, comme disposant aux flueurs blanches. Qu'elles fuient surtout le repos et les occupations trop sédentaires, qu'elles se lèvent de bonne heure, qu'elles fassent tous les jours et surtout le matin le plus d'exercice qu'elles pourront sans amener la fatigue, qu'elles respirent un air pur et vif. L'habitation de la campagne, si l'on y mène une vie active, peut être d'un grand secours pour la guérison de la leucorrhée. On doit aussi veiller à l'entretien régulier de la transpiration, un vêtement de flanelle sur la peau est souvent une précaution bien utile pour remplir cette indication. Les femmes sujettes aux flueurs blanches, sans s'interdire absolument les bains tièdes, en useront avec prudence; les bains froids dans une eau courante pendant la saison chaude sont bien préférables. Le régime est encore une partie de l'hygiène à laquelle il faut porter la plus grande attention. On s'abstiendra des aliments et des boissons qui peuvent avoir de l'influence sur la leucorrhée. On prendra une nourriture tonique, nourrissante, sans être échauffante, on évitera l'usage habituel du café et des liqueurs fermentées.

Nous avons vu qu'une des causes les plus énergiques des écoulements blancs chez les femmes sont les chagrins, les affections vives de l'âme, surtout lorsqu'elles sont concentrées. Un des meilleurs moyens de neutraliser l'action de cette cause est sans contredit de voyager, d'aller parcourir, admirer les heureux climats où la nature, féconde sans efforts, épanche avec profusion de son sein les productions les plus belles et les plus variées; mais à combien de malades cette ressource n'est-elle pas malheureusement interdite! Celles-ci doivent au moins rechercher les sociétés aimables et enjouées, et fréquenter les lieux qui offrent le plus d'occasions de plaisirs et de distractions, chercher enfin tous les moyens de chasser les idées tristes qui les poursuivent. Quant aux médicaments, nous avons peu à nous en occuper, puisqu'à la rigueur notre mode de traitement peut les suppléer tous. Des médecins ont conseillé des boissons sudorifiques, et diurétiques, l'usage des eaux minérales, ferrugineuses et sulfureuses, les mercuriaux, etc., il leur appartiendra de déterminer le cas où ces moyens peuvent convenir, et être administrés conjointement avec notre mode de traitement, car donnés seuls, il est rare qu'ils suffisent pour une guérison radicale. Il peut devenir utile, si quelque symptôme en indique la nécessité, de donner un purgatif. Nous recommandons avec instance aux femmes qui sont attaquées de flueurs blanches de rejeter tous les topiques autres que ceux que nous prescrivons, et de ne point se laisser entraîner à leur usage par l'espérance spécieuse d'une prompte guérison. Combien de malades ont payé cher leur trop facile crédulité !

Les ouvrages de médecine sont pleins d'accidents graves causés par l'emploi inconsidéré de ces médicaments locaux; les seuls topiques dont on puisse user avec sûreté, et que nous regardons même comme tout à fait indispensables, ne doivent avoir pour but que l'entretien de la propreté et de redonner de la tonicité aux organes affaiblis.

MODE DE TRAITEMENT.

Il nous reste maintenant à indiquer la manière de se servir de nos médicaments.

Ils consistent en un *extrait végétal anti-leucorrhéen,* dont on prend gros comme une petite noisette soit au bout du couteau, soit dans une cuiller à café le matin, à jeun, et le soir en se couchant; et en une *lotion tonique,* dont on fait usage de la manière suivante.

Mêler aux deux tiers d'une verrée d'eau ordinaire une cuillerée à bouche de cette lotion, en remplir une seringue de femme et l'injecter doucement; tâcher de la conserver une minute ou deux. Après cette injection faire sa toilette avec le même mélange.

Les jeunes personnes feront seulement usage de lotions extérieures.

Il sera bon d'ajouter à ce que nous venons de prescrire l'usage d'une infusion légère de mélisse, dont on prendra une tasse après l'extrait végétal anti-leucorrhéen.

S'il y avait de l'irritation il faudrait

remplacer pendant quelques jours l'usage des lotions ou injections toniques par une décoction de racine de guimauve et de tête de pavot.

FIN.

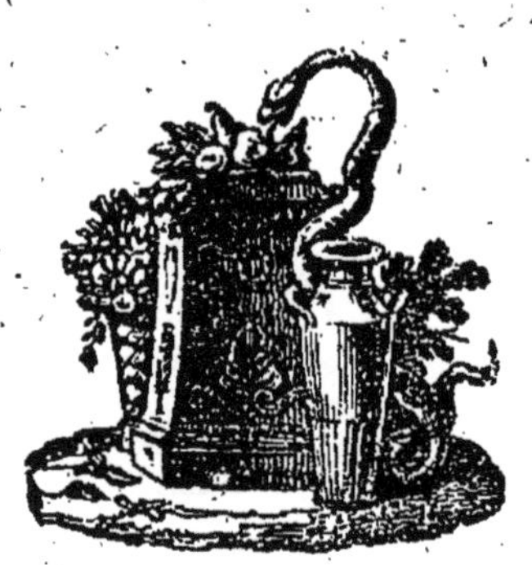

Paris, Imprimerie de Poussielgue, rue du Croissant Montmartre, 12.

www.ingramcontent.com/pod-product-compliance
Ingram Content Group UK Ltd.
Pitfield, Milton Keynes, MK11 3LW, UK
UKHW020004130726
13694UKWH00005B/2068